DE L'ACTION

DES BALSAMIQUES

EN GÉNÉRAL

ET DE CELLE

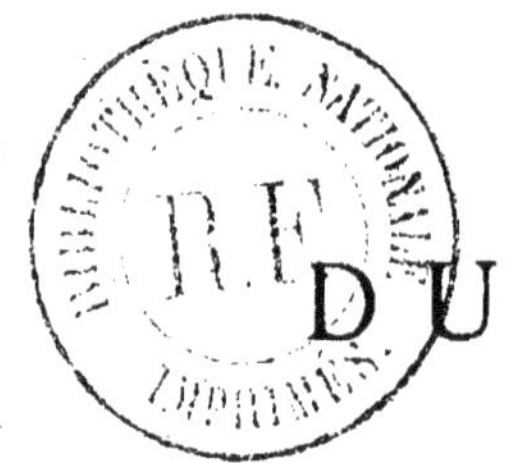

DU BUCHU

EN PARTICULIER

DANS LE TRAITEMENT DES

MALADIES DES VOIES URINAIRES

PAR LE Dr JARDIN

PARIS
IMPRIMERIE VICTOR GOUPY, RUE DE RENNES, 71.

1877

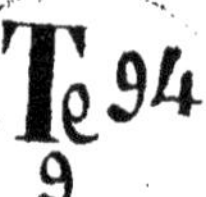

DE L'ACTION

DES BALSAMIQUES

EN GÉNÉRAL

ET DE CELLE

DU BUCHU

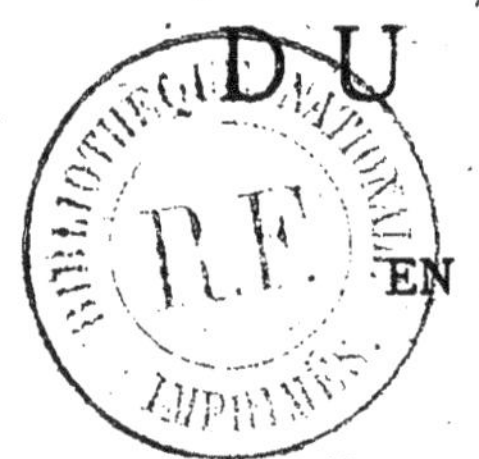

EN PARTICULIER

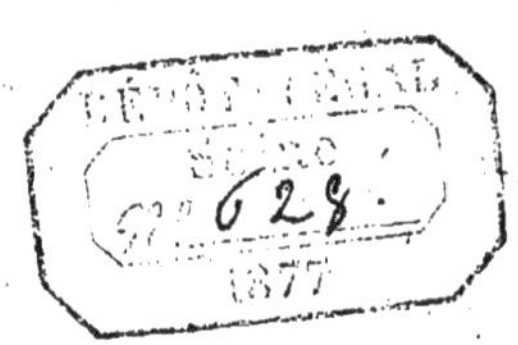

DANS LE TRAITEMENT DES

MALADIES DES VOIES URINAIRES

PAR LE Dr JARDIN

PARIS
IMPRIMERIE VICTOR GOUPY, RUE DE RENNES, 71.

1877

DE L'ACTION

DES BALSAMIQUES

EN GÉNÉRAL

ET DU BUCHU EN PARTICULIER

Les balsamiques tiennent depuis longtemps la plus grande part dans le traitement médical des affections des voies urinaires.

Le cubèbe, le copahu, l'essence de Santal, s'adressent aux inflammations aiguës de l'urèthre et de la vessie, les térébenthines aux états chroniques.

Leur action générale est à peu près la même. A doses un peu élevées, ils produisent dans l'estomac une sensation de chaleur déterminant des nausées, provoquant des éructations odorantes, des indigestions, de la diarrhée et lorsque leur usage se prolonge, une inappétence complète.

Leur absorption est en raison inverse des troubles intestinaux qu'ils déterminent, car si leur huile essentielle ne pénètre pas dans la circulation pour être en partie éliminée par la respiration et la sueur et leur résine par le rein, leurs effets thérapeutiques sont nuls.

L'essence de copahu, en se transformant rapidement par oxydation dans le sang agit par l'intermédiaire de l'urine, d'une manière locale toute élective sur la formation du pus ; tout le monde sait combien son administration diminue vite l'écoulement dans la période aiguë de l'inflammation de l'urèthre, elle agit de même pour les produits purulents des calices et des bassinets, mais elle doit être employée avec les plus grands ménagements lorsque le pus est fourni par le rein même, car le copahu en traversant cet organe, détermine une irritation sécrétoire qui devient facilement pathologique (néphrite albumineuse déterminée par l'ingestion du copahu), mais si dans tous ces cas, l'action du copahu est utilisée avec efficacité, c'est également à la condition de ne pas la prolonger au delà de la période d'acuité de l'affection contre laquelle on la prescrit. Elle ne tarde pas en effet, en troublant l'estomac, à frapper la nutrition générale. La bonne administration du copahu, se limite dans l'immense majorité des cas à un temps très-court, sauf à y revenir à tout retour de l'état aigu.

Le cubèbe qu'on donne de moins en moins fréquemment à doses élevées, constitue au contraire, à petites doses, une médication très-précise pour calmer les envies fréquentes d'uriner, le fait mis en lumière par le docteur Debout (*Bulletin de thérapeutique*, passim) est devenu de pratique journalière dans la cystite du col ou l'urethro-cystite, c'est-à-dire l'inflammation de la portion profonde de l'urèthre et du col vésical.

Il y a douze ans environ, que l'essence de santal a été préconisée en France, notamment par M. Panas.

C'est l'essence pure retirée du santal citrin (santalum album) qui est considérée comme offrant seule les propriétés actives anti-blennorrhagiques. Malheureusement ce produit à l'état de pureté est difficile à se procurer et l'on ne rencontre dans le commerce que des essences falsifiées empruntées à la parfumerie et d'une ingestion difficile; mais, quel que soit l'état de ce médicament, il semble toujours produire, à dose un peu élevée, des douleurs rénales très-vives, notre observation sur ce point est assez étendue, et nous avons constamment vu les capsules d'essence de santal, au nombre de six par jour, provoquer des douleurs en ceinture qui ont été, dans un certain nombre de cas, d'une violence extrême.

Il n'a pas été constaté que nous sachions que ce médicament eût une action aussi précise et aussi efficace que les balsamiques précédents, et il semble que cette conviction est partagée, car nous voyons partout l'essence de santal associée au copahu, au cubèbe sous forme de capsules et beaucoup plus rarement employée seule, mais le mode d'action du cubèbe, du copahu, des térébenthines et du santal est très-bien connu, et c'est surtout comme antipurulents de l'appareil urinaire qu'ils sont administrés.

On leur a substitué souvent avec avantage, dans toute une série de cas que nous allons essayer de préciser, un médicament employé depuis longtemps déjà en Angleterre et en Amérique, où MM. Thompson, Coulson, Teevan, Gowley le prescrivent fréquemment, et dont l'emploi tend à se répandre en France, nous voulons parler du Buchu.

Ce sont les feuilles qui sont utilisées, elles sont fournies par divers Diosma ou Barosma du Cap. On en distingue trois sortes : le Diosma *Betulina*, D. *Serratifolia*, D. *Crenulata*, et elles doivent leurs propriétés à l'huile essentielle, d'une couleur jaune brunâtre, avec une résine et un extractif d'une amertume et d'un piquant assez prononcé. Le principe actif du Buchu a reçu le nom de *Diosmine*.

Nous devons à l'obligeance de M. Swann, pharmacien de première classe à Paris, un échantillon de chacune de ces sortes de Buchu, qui se trouvent au dispensaire de la rue Christine, et qui diffèrent essentiellement des feuilles de Buchu que l'on trouve ordinairement dans le commerce.

C'est sous forme d'infusion de 10 à 16 grammes de feuilles pour 7 à 800 grammes d'eau qu'on le prescrit, ou en teinture de 10 à 40 grammes, dans les vingt-quatre heures, dans de l'eau ou dans une tisane, ou bien sous forme d'extrait fluide; les médecins anglais et américains préfèrent cette dernière préparation. Il se fait à New-York et dans le reste des États-Unis un usage considérable de Buchu.

Tonique et stimulant comme tous les aromatiques, ses premiers effets sur l'estomac et l'intestin retentissent rapidement sur la circulation générale.

Ils sont d'abord diurétiques, comme tous les excitants généraux, par leur action sur le système nerveux et la tension vasculaire qu'ils déterminent.

Les principes actifs du Buchu, éliminés par les appareils urinaire, respiratoire et cutané, produisent des effets analogues à ceux des balsamiques, par conséquent la diminution des produits inflammatoires, plastiques et purulents et l'augmentation de l'exhalation aqueuse. Mais le Buchu ne produit pas sur la peau cette éruption fréquemment amenée par le copahu, et si ce médicament se range à côté du cubèbe, du copahu et des térébenthines, il s'en distingue encore, comme la clinique le démontre nettement, par ses bons effets sur l'estomac et les fonctions digestives, car, loin de déterminer, comme ses similaires, de la dyspepsie après un usage assez limité, il a été vanté et avec raison dans un certain nombre d'affections gastriques. Les Hottentots et les natifs du Cap préparent un esprit de Buchu (*Buchu Brandy*) qui est fort employé dans tous les états saburraux des premières voies.

Bien que nous ne l'ayons pas administré directement pour des cas semblables, nous pouvons constater que l'infusion de buchu et l'extrait fluide nous ont toujours paru ramener l'appétit en provoquant une excitation légère de la muqueuse gastro-intestinale; notamment dans la forme de dyspepsie dite atonique, qui accompagne si fréquemment la blennorrhée chronique comme conséquence des médicaments ingérés au cours de cette dernière affection ou le catarrhe vésical à tous ses degrés, les préparations de Buchu produisent les meilleurs effets.

M. Swann nous a proposé un extrait fluide des trois sortes de Buchu préparé au moyen de l'alcool et de l'éther par évaporation *in vacuo*, qui nous a donné de très-bons résultats. Ce produit réuni à un sirop de Buchu par infusion est désigné sous le nom de Sirop Balsamo-diurétique à l'extrait de Buchu. En effet, cette préparation renferme la matière extractive du Buchu obtenue à l'aide des trois dissolvants : l'eau, l'alcool et l'éther. Nous l'avons expérimenté dans des cas assez nombreux (60), observés à la clinique de M. le Dr Mallez, et dont nous avons relevé quelques-uns.

OBSERVATION I.

P. (Joseph), 27 ans, sergent de pompiers, rue Blanche, se présente rue Christine, le 14 juillet, et accuse une blennorrhée remontant à deux mois. Pas de traitement.

L'exploration de l'urèthre ne fait constater aucune bride et nulle altération de calibre du canal, on prescrit l'introduction de bougies Reynal au sulfate de zinc belladoné, 1 chaque jour, tisane de Buchu, 3 tasses par jour; contre la névropathie évidente où se trouve le malade, on ajoute 4 cuillerées à soupe par jour d'une solution de 400 gr. d'eau pour 16 gr. de bromure de potassium.

Revu le 9 août, 12 bougies Reynal ont été introduites seulement avec un peu d'amélioration. La goutte purulente, moins épaisse toutefois, persiste encore et les envies d'uriner restent fréquentes. On substitue, aux moyens précédents, l'administration du sirop balsamo-diurétique au Buchu, 6 cuillerées à soupe par jour, dans 3 ou 4 verres d'eau, par intervalles, dans la journée. Au troisième jour, amélioration très-notable, la goutte de muco-pus a presque disparu et les envies d'uriner sont devenues normales. Au septième jour de l'usage du sirop, le malade est guéri. Il s'agissait manifestement, dans ce cas, d'une prostatite folliculeuse que la médication topique n'atteignait pas et qui s'est trouvée modifiée rapidement par l'urine chargée des principes balsamiques.

OBSERVATION II.

Ch... (François), 30 ans, brigadier de la garde républicaine, caserne Lobau, se présente au dispensaire de la rue Christine, le 15 septembre 1875.

Il a eu plusieurs blennorrhagies qui ont cédé à l'usage des balsamiques et des injections tant astringentes que caustiques, mais la blennorrhée qu'il accuse aujourd'hui, et qui remonte à 3 mois, a résisté à plusieurs traitements locaux.

L'exploration de l'urèthre fait constater une bride dans la portion spongieuse qui donne la raison de cette persistance. On conseille au malade une légère incision de la bride uréthrale; sur son refus, on lui prescrit une injection au sulfate de zinc, 20 centigr. pour 120 gr. d'eau, une chaque jour. On ne constate point d'amélioration jusqu'au 27 septembre.

Revu ce jour-là, le malade se plaint d'envies très-fréquentes d'uriner, la miction est douloureuse, on prescrit du cubèbe à doses fractionnées.

Cubèbe en poudre.	30 grammes.
Poudre de belladone.	2 —

Mettre en 30 paquets.

En prendre 5 par jour, en cinq fois.

Le 1er octobre, les envies d'uriner ont quelque peu diminué de fréquence. Quelques symptômes que le malade accuse, notamment la pesanteur au périnée, attirent l'attention du côté de la prostate. L'exploration de cette glande par le rectum, fait constater une prostatite subaiguë. On prescrit au malade des bains de siége tièdes chaque jour, des cataplasmes rectaux après la garde-robe, une pilule de podophylle Coirre le soir, en se couchant et des boissons émollientes.

4 *octobre*. Le malade accuse un peu de fièvre le soir, on prescrit 10 centigrammes de sulfate de quinine soir et matin, 2 verres de quinquina par jour.

L'urine est très-purulente, on continue le traitement.

11 *octobre*. Les symptômes de cystite avaient disparu; il ne restait plus que la goutte qui se montrait au méat tous les matins. On commence l'usage des bougies Reynal au sulfate de zinc belladoné et l'on prescrit du sirop balsamo-diurétique au Buchu, 5 cuillerées à soupe par jour dans 5 verres d'eau.

Le malade ne s'est pas représenté à la clinique depuis l'emploi de ce sirop, mais M. le docteur Baudon, son chirurgien, nous a assuré qu'il était complétement guéri au septième jour du traitement.

OBSERVATION III.

C... (Henri-Auguste), 35 ans, marchand forain à Gennevillers, se présente à la clinique, le 2 avril 1875.

Il n'a, dit-il, aucun antécédent vénérien, mais à la suite d'un choc sur le testicule droit, il aurait eu un orchite qui aurait cédé à l'application de pommades résolutives et de cataplasmes de farine de lin.

Au 1er janvier dernier, récidive de l'orchite (côté droit), probablement au cours d'une blennorrhagie, quoi qu'en dise le malade, car dans une consultation qu'il prend à l'hôpital du Midi, on lui prescrit du repos, des cataplasmes, des balsamiques et des injections au sulfate de zinc.

Le peu d'amélioration qui s'en suit, amène C... à consulter un herboriste, qui lui donne des tisanes rafraîchissantes et diurétiques.

L'amélioration n'est pas notable; les mictions sont fréquentes, douloureuses au début et à la fin.

Après l'examen attentif, on porte le diagnostic suivant :

Epididymite du côté droit, prostatique subaiguë avec déformation intra-rectale du lobe gauche très-saillant.

On prescrit l'introduction d'un suppositoire Reynal à l'iodure de potassium tous les deux jours; 2 cuillerées par jour d'une solution de 16 gr. d'iodure de potassium pour 400 gr. d'eau, un bain de siége tiède chaque jour et un cataplasme rectal après la garde-robe.

Revu le 7 avril, la purulence de l'urine persiste et l'émission est toujours douloureuse, on ajoute au traitement précédent 6 cuillerées par jour de sirop balsamo-diurétique au Buchu, dans 3 tasses de tisane d'uva-ursi.

19 *avril*. Le malade attribue à son sirop le mieux qu'il éprouve, la miction n'est plus douloureuse.

Le 21, l'amélioration est notable, cependant la suppuration lobulaire gauche s'est accentuée.

Le malade a été revu deux fois dans le mois de mai; contre les douleurs rectales qu'il accuse, on lui a prescrit un lavement morphiné.

Chlorhydrate de morphine, 1 centig. dans 100 gram. d'une décoction de graines de lin.

Le 19 mai, on ajoute six pilules par jour d'extrait mou de quinquina et on continue le sirop balsamo-diurétique.

Le 7 juin, le malade a été revu complétement guéri. Il avait pris 600 grammes de sirop de Buchu.

OBSERVATION IV.

D... (Victor), 21 ans, employé de commerce, se présente rue Christine, le 27 mai 1876.

Depuis un an, il est atteint d'une blennorrhée pour laquelle il a suivi avec régularité plusieurs traitements sans pouvoir s'en débarrasser. Le matin, à la suite du moindre excès, à la suite de la moindre fatigue, il voit au méat une goutte blanche épaisse de muco-pus.

L'exploration de l'urèthre est pratiquée pour rechercher la cause de la persistance de cette blennorrhée. La bougie à boule fait constater des lésions circonscrites multiples, le long du canal.

La prostate n'est pas enflammée et n'a pas augmenté de volume. On prescrit au malade des bains de siége, matin et soir une friction le long de l'urèthre, avec la pommade suivante :

Axonge.	20 grammes.
Extrait de digitale	10 —

Mêler et faire une pommade bien homogène.

Et 3 tasses d'infusion de Buchu.

On ajoute 6 cuillerées à bouche d'une solution de 16 gram. de bromure de potassium pour 400 gram. d'eau de Tolu, contre l'état névropathique du malade.

On lui conseille en outre de venir se faire dilater l'urèthre, trois fois la semaine, avec des bougies en gomme.

Le 16 juin, le canal très-libre admet facilement un n° 19 de la filière Charrière.

On donne 6 cuillerées de sirop balsamo-diurétique au Buchu, dans 3 verres d'eau, contre la purulence de l'urine et les mictions répétées.

La goutte blanchâtre persiste quelques jours encore, mais le 30 juin, le malade était complétement guéri. Du 16 au 30, on n'avait pas modifié son traitement.

OBSERVATION V.

L..., 29 ans, soldat de la garde de Paris, se présente à la consultation de la rue Christine, le 7 juillet 1876.

Il accuse plusieurs blennorrhagies antérieures; la dernière daterait de trois années et n'aurait jamais été complétement guérie, malgré un traitement par le copahu et les injections au sulfate de zinc.

L'écoulement reparaît sous la plus légère influence. La pression exercée le long du canal de l'urèthre prouve la véracité de ce que le malade avance, car il est facile de ramener une gouttelette de muco-pus encore assez épaisse.

On pratique l'exploration de l'urèthre et on constate une bride dans la portion spongieuse.

L'exploration de la prostate par le rectum donne un résultat négatif.

On prescrit au malade de venir trois fois la semaine se faire dilater l'urèthre, matin et soir un bain de siége froid.

Le 12 août, le canal est très-libre, il admet facilement une bougie n° 21 de la filière Charrière.

La goutte de muco-pus n'a pas disparue et elle se montre à la suite de chaque cathétérisme.

On prescrit l'introduction de bougies Reynal à l'acide salicylique, une chaque jour, et 6 cuillerées par jour de sirop balsamo-diurétique au Buchu, dans 3 verres d'eau.

Le 19 août, après avoir fait usage de 7 bougies et du sirop, à la dose précédente (6 cuillerées), le malade allant tout à fait bien, tout traitement est suspendu.

OBSERVATION VI.

R..., 29 ans, armurier, a été traité rue Christine, il y a deux années environ, pour des accidents syphilitiques secondaires.

Il y revient consulter le 14 juin 1876, pour une blennorrhagie à la période initiale avec symptômes de cystite légère; ce ne serait, dit-il, qu'une chaude-pisse ancienne qui, par suite d'excès de coït, serait repassée à l'état aigu.

On lui prescrit des antiphlogistiques, bains de siége tièdes d'une heure, matin et soir, boissons émollientes.

Le 19, les accidents de cystite avaient disparu, on donne alors au malade des balsamiques (capsules de Mathey-Caylus au copahu, au cubèbe et à l'essence de santal, 4 par jour), et une injection, matin et soir, avec le mélange suivant :

Sous-nitrate de bismuth. . .	15	grammes.
Glycérine	50	—
Eau.	100	—

Nous revoyons R... le 25. L'écoulement s'est sensiblement modifié. On lui prescrit l'introduction d'une bougie Reynal au sulfate de zinc belladoné, chaque soir.

Le 6 juillet, 6 bougies Reynal ont été introduites. L'amélioration est notable; mais une goutte blanchâtre se montre chaque matin au méat, parfois dans la journée.

Trois jours plus tard, le malade, qui n'avait pas voulu porter de suspensoir, est atteint d'orchite du côté droit.

Toute médication ayant pour objet de tarir l'écoulement est suspendue.

On prescrit des bains de siége matin et soir, le repos au lit, des frictions avec la pommade hydrargyrique belladonée et des cataplasmes de farine de lin.

Après quinze jours de ce traitement, le testicule était à peu près revenu à son état normal; restait une induration occupant et le testicule et l'épididyme du côté droit, que des frictions iodurées firent en grande partie disparaître.

L'orchite guérie, l'écoulement reparaît, en moindre abondance. Des balsamiques et des bougies Raynal ramènent la blennorrhagie à l'état où elle se trouvait au moment de l'orchite.

Le 10 août, il n'y a plus à proprement parler d'écoulement, mais de temps à autre se montre encore une goutte blanchâtre au méat et surtout les envies d'uriner sont fréquentes avec irritation légère à la fin de la miction.

On supprime le traitement précédent et on prescrit un bain de siége froid, matin et soir, et du sirop balsamo-diurétique au Buchu, 6 cuillerées par jour dans 3 verres d'eau.

Le 18, la goutte se montre de moins en moins et les envies d'uriner sont redevenues normales et indolores. On continue le traitement.

Le 23 août, le malade a été revu complétement guéri.

OBSERVATION VII.

M. G... se présente à la clinique de la rue Christine, dans les premiers jours de juillet 1876. Il accuse depuis quelque temps déjà des envies fréquentes et impérieuses d'uriner et de la douleur à la fin de la miction. Les urines sont troubles et laissent un dépôt abondant, visqueux, blanchâtre, mobile, qui n'est autre que du pus.

L'exploration de l'urèthre et de la vessie ne font constater aucun trouble anatomo-pathologique et non plus de stagnation urinaire. C'est donc une de ces cystites qu'on est convenu de nommer cystite essentielle.

On prescrit des bains de siége tièdes très-prolongés, des boissons émollientes et deux perles de térébenthine, matin et soir.

A la fin de juillet, ce traitement n'avait que très-légèrement modifié l'état du l'affection.

Les envies d'uriner sont toujours fréquentes et l'urine purulente d'odeur ammoniacale.

C'est alors qu'on donne au malade le sirop balsamo-diurétique au Buchu, à la dose de 6 cuillerées à bouche par jour, dans 3 verres d'eau ou de tisane d'uva-ursi.

On fait en même temps, le 1er août, une injection vésicale de nitrate d'argent au centième.

Le 10 août, le dépôt des urines était moins abondant.

On refait une injection de nitrate d'argent, cette fois 1 gr. 50 de nitrate, pour 100 gr. d'eau. On continue le sirop au Buchu.

Le 17, amélioration plus sensible, nouvelle injection vésicale nitratée.

Quelques jours plus tard, nous revoyons le malade, dont les symptômes de cystite ont en grande partie disparu, il existe une légère irritation à la fin de la miction.

Quant au dépôt des urines, il est presque nul.

Le sirop balsamo-diurétique est continué et la guérison complète a pu être constatée à la fin d'août.

OBSERVATION VIII.

M. P..., officier en retraite, 65 ans, est vu le 10 août 1876. Hypertrophie prostatique considérable avec prédominance du lobe droit; envies plus fréquentes d'uriner et difficulté à les satisfaire. Cet état remontait à huit ou dix mois, avec aggravation dans les deux derniers.

Les mictions sont surtout fréquentes la nuit, et le toucher

rectal d'abord, et l'exploration de la vessie par la sonde à béquille, font constater une hypertrophie totale de la prostate, une déformation intra-uréthrale du lobe droit et un peu de stagnation, 100 grammes environ. Le malade accuse de la constipation.

Le traitement prescrit est le suivant :

Bains de siége demi-tièdes de 5 à 6 minutes de durée. Cataplasmes rectaux composés avec de l'eau de graine de lin très-épaissie, 100 grammes environ, deux par jour à conserver; des laxatifs; de la tisane d'uva-ursi; 20 centigrammes de sulfate de quinine. Dès le lendemain de l'exploration, les urines qui ne présentaient auparavant qu'un léger nuage étaient devenues très-troubles avec un dépôt purulent abondant et, au quatrième jour, elles offraient une odeur ammoniacale extrême.

Le malade s'était grandement affaibli dans ce court espace de temps, et le dégoût des aliments était si prononcé qu'il refusait d'en prendre, même de liquides.

Le pouls était moins plein avec quelques intermittences de temps en temps.

Symptôme favorable, toutefois la quantité d'urine rendue en vingt-quatre heures était restée normale, ce n'en était pas moins de l'infection urineuse à un faible degré.

Le 15 août au matin la prescription fut : 40 grammes d'huile de ricin à prendre de suite, 50 centigrammes de sulfate de quinine dans la journée, du vin de quinquina, du bouillon et de l'infusion de Buchu en tisane. Dès les premières tasses, la saveur aromatique du Buchu plut extrêmement au malade.

Le 16, le pouls était redevenu régulier; la dose de quinine de 20 centigrammes seulement, et le vin de quinquina remplacé par des bols d'extrait mou qui furent continués 25 jours.

Le 18, l'état était très-sensiblement amélioré, la faiblesse était moins grande, la langue un peu moins chargée, mais les urines toujours troubles et surtout très-odorantes.

Pour permettre de prendre une plus grande partie des principes balsamiques du Buchu dans une quantité de liquide moindre, l'infusion fut remplacée par le sirop de Buchu à la dose de cinq cuillerées par jour dans cinq demi-verres d'eau, dans la journée.

Le 22, les urines avaient presque entièrement perdu leur odeur et devenaient plus claires.

Le 30, le traitement était resté le même, sauf la proportion d'aliments qui avait été graduellement élevée.

La proportion de pus qui avait été au début presque d'un dixième de la quantité d'urine rendue était à peine d'une demi-cuillerée à café, et s'est réduite à ce point d'être inappréciable à l'œil. La stagnation diminue et tout le régime du malade qui se considère comme guéri, se borne à quatre cuillerées de sirop de Buchu par jour et à des toniques.

OBSERVATION IX.

C., menuisier, 28 ans, se présente à la clinique le 25 août 1876. Il a eu deux blennorrhagies en quatre ans. La dernière remonte à deux années et se manifeste encore par une gouttelette de muco-pus.

Mais le malade accuse des envies fréquentes d'uriner, de la douleur à la fin des mictions, de la pesanteur au périnée, de la constipation; les urines sont troubles et odorantes, l'appétit nul.

Tous les symptômes d'une uréthro-cystite avec prostatite subaiguë que le toucher rectal permet de reconnaître.

On prescrit deux lavements d'eau de graine de lin épaissie, le matin après la garde-robe, le soir au moment du coucher.

Un bonbon de tamar indien chaque jour.

Quatre cuillerées de sirop balsamo-diurétique au Buchu dans quatre demi-verres d'eau, dans la journée.

Un bain de siége d'eau tiède de 15 à 20 minutes de durée, du laitage et de la tisane d'orge.

Le 27, l'amélioration est notable, les envies d'uriner ont diminué et elles sont moins douloureuses, les urines sont un peu moins chargées de pus.

Le 29, le mieux continue.

Le 8 septembre, le malade qui a suivi très-exactement le traitement précédent pendant les dix jours qui se sont écoulés depuis sa dernière visite, se considère comme guéri.

Toutefois les envies d'uriner sont encore trop fréquentes et l'urine rendue, dont le malade a apporté 300 grammes environ, laisse encore par le repos un dépôt blanchâtre mobile qui ne laisse pas de doute sur la présence d'une certaine quantité de pus.

On conseille d'insister sur les mêmes moyens pendant une dizaine de jours, c'est-à-dire quatre cuillerés de sirop de Buchu, des quarts de lavement de graine de lin épaissie, des bains de siége et des laxatifs, et d'éviter avec soin tout écart de régime.

Le malade n'est revenu que le 25 septembre, rapportant encore l'urine de la nuit précédente, qui ne laisse plus trace de dépôt purulent, n'accusant plus qu'une seule miction non douloureuse par nuit et par sept heures dans la journée.

La goutte de muco-pus uréthral, conséquence de la prostatite folliculeuse, avait également disparu.

Les observations précédentes ont été recueillies dans une clinique externe ou policlinique et par conséquent dans des conditions moins favorables à l'action d'un médicament, puisque les malades ne sont soumis à aucune règle ni à aucun repos. On peut donc les considérer comme très-concluantes et nous ajoutons que les avantages du Buchu en général et du sirop de Buchu en particulier nous paraissent les suivants :

1° Il a un goût agréable, pris seul, dans de l'eau ou du lait;

2° Il a sur la muqueuse vésico-uréthrale l'action des balsamiques en général, il empêche ou arrête la formation du pus en modifiant les surfaces avec lesquelles il entre en contact par l'intermédiaire de l'urine;

3° Enfin, et surtout, il est facilement supporté par l'estomac qu'il ne trouble jamais, à quelque dose qu'on le prenne et si prolongée que soit son administration.

PARIS. — IMP. VICTOR GOUPY, RUE DE RENNES, 71.

www.ingramcontent.com/pod-product-compliance
Ingram Content Group UK Ltd.
Pitfield, Milton Keynes, MK11 3LW, UK
UKHW020538230726
13925UKWH00006B/2351

9 782019 275044